AF297873

DE LA

DÉGÉNÉRESCENCE GRAISSEUSE

DU CŒUR

DANS SES RAPPORTS

AVEC LE POULS, LA SYNCOPE

ET LES TROUBLES RESPIRATOIRES

PAR

L. JEULLIEN,

Docteur en médecine de la Faculté de Paris.

PARIS

A. PARENT, IMPRIMEUR DE LA FACULTÉ DE MÉDECINE

Rue Monsieur-le-Prince, 29 et 31

1875

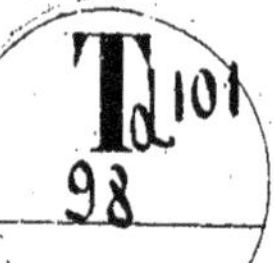

DE LA

DÉGÉNÉRESCENCE GRAISSEUSE DU CŒUR

DANS SES RAPPORTS

AVEC LE POULS, LA SYNCOPE

ET LES TROUBLES RESPIRATOIRES.

DE LA

DÉGÉNÉRESCENCE GRAISSEUSE

DU CŒUR

DANS SES RAPPORTS

AVEC LE POULS, LA SYNCOPE

ET LES TROUBLES RESPIRATOIRES

PAR

L. JEULLIEN,

Docteur en médecine de la Faculté de Paris.

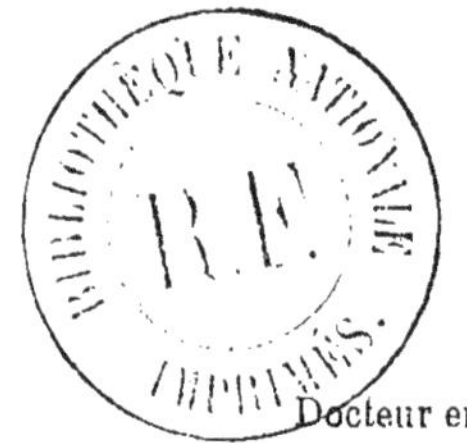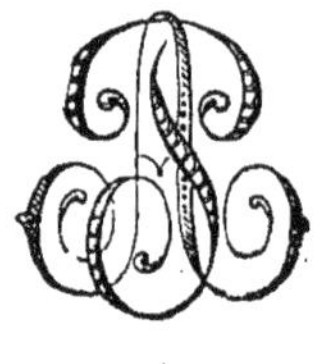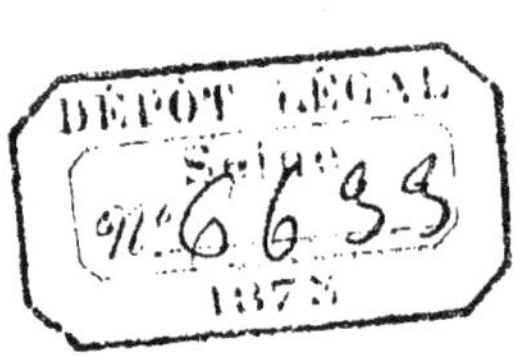

DÉPOT LÉGAL
1875

PARIS

A. PARENT, IMPRIMEUR DE LA FACULTÉ DE MÉDECINE

Rue Monsieur-le-Prince, 29 et 31

1875

DÉGÉNÉRESCENCE GRAISSEUSE

DU CŒUR

DANS SES RAPPORTS AVEC

LE POULS

LA SYNCOPE ET LES TROUBLES RESPIRATOIRES

L'accumulation de la graisse à la surface ou dans l'épaisseur du tissu du cœur est connue depuis long-temps, mais elle n'a été bien étudiée que de nos jours. Au point de vue historique, l'étude de cette affection est comprise entre deux périodes distinctes : dans la pre-mière, Laënnec, puis Hasse et Hopes qui ont confirmé ses recherches, enfin Rokitansky ont décrit deux formes de l'affection graisseuse du cœur, la surcharge ou obé-sité et la dégénérescence ou stéatose. Pour eux, comme pour les auteurs anglais qui ont observé assez fré-quemment cette maladie, Stokes et Quain en particulier, il n'y a pas de distinction bien nette entre ces deux va-riétés, et ils admettent généralement que la première forme conduit à la seconde.

La seconde période comprend l'ensemble des tra-vaux des histologistes et a eu pour effet de séparer com-plètement ces deux affections.

Jeullien.

Virchow, dans son ouvrage de patho'ogie cellulaire, divise tous les processus qui s'accomplissent dans les tissus en processus actifs et processus passifs. Les premiers surviennent quand, sous l'influence de circonstances extérieures, les cellules extérieures voient augmenter leur activité. Les seconds sont « ceux par lesquels il survient des modifications dans les éléments, modifications qui leur font perdre une partie de leurs qualités substantielles ou même les détruisent entièrement. »

Ce sont ces derniers qu'on appelle dégénérescence. La séparation bien tranchée de la surcharge et de la stéatose du cœur est aujourd'hui admise par tous les pathologistes.

Bien que cette étude ait spécialement pour objet d'appeler l'attention sur un petit nombre de symptômes caractéristiques qu'on retrouvera dans une série d'observations éparses et que j'ai pu réunir, je vais rappeler brièvement quelle forme affecte généralement un cœur graisseux.

A l'état normal, il existe toujours une petite quantité de tissu graisseux à la surface du cœur, spécialement vers sa base, dans le sillon interauriculo-ventriculaire et autour des vaisseaux coronaires. Que ce tissu graisseux vienne à se produire en plus grande abondance, il soulèvera le feuillet péricardique sous forme de lobules mamelonnés, altérera la régularité des contours et constituera la surcharge.

Plus tard, il se développera dans le stroma intermusculaire au milieu du tissu conjonctif, et il se présente alors à la coupe sous la forme de traînées jaunâtres situées entre les faisceaux musculaires qu'il atrophie et dont il prend la place. La résistance des parois se trouve par là amoindrie.

La dégénérescence ne peut guère être reconnue avec certitude qu'à l'aide du microscope. Le cœur présente à l'œil nu une coloration jaune pâle ou feuille-morte. Sa consistance est notablement diminuée. Il est friable.

Sur la coupe, on peut voir à l'œil nu de petites stries jaunâtres parallèles aux fibres musculaires et formant quelquefois une sorte de plexus. La surface de section graisse le papier. Le microscope montre entre les faisceaux primitifs des séries longitudinales de vésicules adipeuses ; les stries des fibres primitives sont peu distinctes ou même ont complètement disparu, et le sarcolemme paraît alors rempli de granulations et de gouttelettes graisseuses.

Virchow distingue deux formes : dans l'une, les faisceaux primitifs, normaux dans la plus grande partie de leur étendue, sont souvent interrompus çà et là par des points dégénérés. Dans l'autre, ils sont envahis dans toute leur longueur. Ce ne sont guère là que des degrés d'une même affection (M. Raynaud).

La dégénérescence graisseuse n'atteint presque jamais la totalité du cœur ; rare dans les oreillettes, elle se voit surtout dans les parois du ventricule gauche, puis dans celles du ventricule droit. La cloison interventriculaire vient ensuite.

L'altération n'occupe pas toute l'épaisseur de la paroi et atteint isolément, soit les couches extérieures, soit es couches les plus internes. Dans ce dernier cas, elle se présente sous l'aspect de stries ou de plaques jaune-clair situées au-dessous de l'endocarde et correspondant souvent à une dilatation passive de la paroi ; on observe souvent de ces plaques jaunes sous les muscles papillaires.

On a noté fréquemment la coexistence de la dégénérescence graisseuse avec une semblable altération des artères du cerveau.

Louis avait remarqué que, chez les phthisiques, le cœur est gras en même temps que le foie, mais la lésion la plus fréquente est celle des artères coronaires. On a également noté la présence de gouttelettes huileuses visibles à l'œil nu dans le sang et coïncidant avec une dégénérescence graisseuse du cœur (W. Smith).

ÉTIOLOGIE.

Quelles causes amènent la dégénérescence graisseuse du cœur ? Toutes les observations faites et publiées jusqu'à ce jour font admettre que cette maladie se rapporte à des conditions générales de l'organisme.

D'abord Kuss avait dit, dès 1846 : « L'apparition de la graisse à l'état libre est un symptôme fort commun et s'observe pendant la décadence d'un grand nombre d'éléments microscopiques normaux et morbides : on en trouve des traces partout où dans l'intimité de l'organisme une cellule meurt et se désagrége. » (Kuss, *De la vascalarité et de l'inflammation.* — Strasbourg, 1846, p. 51.)

Donc la souffrance des éléments histologiques s'annonce par la production de la graisse.

Le docteur Quain a même donné une explication qui n'est encore qu'hypothétique. « Lorsque les composés protéiques, fibrine et albumine, sont placés dans des conditions défavorables à leur organisation, ou lorsqu'ils entrent dans des tissus dont l'organisme et la vitalité sont imparfaits, ils dégénèrent et passent à l'état de graisse. « Cette modification serait donc toute chimique et se produirait lorsqu'il y a affaiblissement du pouvoir vital qui préside à la nutrition de l'organe.

C'est aussi l'opinion de Rokitansky.

D'une façon générale, on peut dire que la dégénérescence graisseuse est une maladie de l'âge mûr et de la vieillesse. Elle est beaucoup plus fréquente chez les hommes que chez les femmes (Ormerod). Les affections morales, les chagrins auraient ensuite sur son développement une certaine influence (Quain).

Les causes déterminantes peuvent être locales et générales. Le cœur peut présenter la stéatose en vertu d'un trouble de nutrition locale, dont les altérations de ses valvules donnent quelquefois l'explication. On l'a observé à la suite de la myocardite et de la péricardite ; à la suite d'embolie ou de thrombose d'une branche des artères coronaires qui s'accompagnent d'une désagrégation de la portion du myocarde auquel cette branche se distribue ; à la suite d'hypertrophie du cœur, surtout celle du ventricule gauche. Sur 75 cas d'hyperthrophie consécutive à des lésions valvulaires, Wagner a constaté 25 fois la dégénérescence graisseuse des parois hypertrophiées. Le même auteur a rencontré 12 fois le cœur dégénéré sur 35 hypertrophies dues à la maladie de Bright. Elle peut exister aussi quand il y a obstacle au cours du sang dans la petite circulation : ainsi, dans l'emphysème pulmonaire et les pleurésies à exsudat abondant.

Quain l'a vue 25 fois liée à la diminution du calibre des artères coronaires.

Parmi les causes générales on peut citer la diathèse goutteuse, la tuberculose, le cancer, les grandes suppurations, les anémies, en un mot toutes les insuffisances de nutrition. Il faut y ajouter l'alcoolisme et aussi quelques substances toxiques qui sont, par ordre de puissance décroissante : le phosphore, l'antimoine et les acides énergiques, l'éther, le chloroforme, etc. Les empoisonnements par ces diverses substances toxiques produisent le plus rapidement et le plus sûrement la transformation graisseuse du cœur.

SYMPTOMES.

S'il est, dans l'histoire de la dégénérescence graisseuse du cœur une partie vague, confuse, mal déterminée, c'est à coup sûr la symptomatologie.

Tous les auteurs classiques n'indiquent ce chapitre que pour mémoire. Quand la dégénérescence est peu avancée, disent-ils, elle ne donne lieu à aucun symptôme et ne peut être soupçonnée que d'après l'état général et les antécédents pathologiques de l'individu. Elle est donc le plus souvent inaperçue en clinique. Laënnec niait même avoir jamais observé de symptômes propres dans le cas de la simple surcharge graisseuse du cœur.

Quand, au contraire, la lésion est assez avancée pour produire des troubles fonctionnels persistants, c'est que les contractions cardiaques deviennent insuffisantes, et l'on observe toute la série des symptômes de l'asystolie, depuis ce degré léger que caractérise la simple anémie viscérale jusqu'à cet état redoutable que constitue la stase veineuse, les congestions, les hydropisies, la dyspnée, la cyanose.

Ainsi, entre les commencements de cette affection, qui passent inaperçus, et la stéatose bien confirmée, il y a une lacune considérable, que quelques esprits sagaces ont bien cherché à combler; mais, pour les traités classiques, le problème est loin d'être résolu.

Dans son traité de *la Circulation du sang*, M. Marey se plaint d'une façon générale de l'imperfection de nos connaissances en physiologie. « Si la physiologie, dit-il, était aussi avancée que l'anatomie, si on pouvait interroger la fonction comme on interroge l'organe, sans doute le trouble fonctionnel serait recherché comme l'est aujourd'hui la lésion, avec la même ardeur et le même succès. A côté de l'anatomie physiologique, on cultiverait une autre branche qui s'appellerait la physiologie médicale et qui nous apprendrait à quelles lois est soumis l'enchaînement des phénomènes morbides. » Ces regrets nous ont paru spécialement applicables à la maladie qui nous occupe en relisant dans les auteurs que l'insuffisance des symptômes faisait le plus souvent passer inaperçue en clinique la dégénérescence graisseuse. Il est certain cependant qu'elle doit jouer souvent, dans les maladies du cœur, un rôle sur lequel l'attention des physiologistes ne s'est pas assez arrêtée. Il est vrai que dans les symptômes d'asystolie qui terminent la scène dans les maladies du cœur, les conditions qui amènent dans les fonctions de l'organe une perturbation si complète sont multiples. La présence des concrétions sanguines, l'extension de la lésion augmentant chaque jour par la résistance de l'obstacle qui entrave la circulation, jouent certainement le rôle principal ; mais il est également hors de doute que la dégénérescence qui atteint le cœur sous l'influence d'une cause quelconque affaiblit sa contractilité et rend la lutte moins énergique. Peu à peu les contractions faiblissent, sont moins complètes, les cavités ne se vident plus, et il nous paraît difficile de méconnaître que, dans beaucoup de cas, la dégénérescence graisseuse du tissu musculaire a une large part dans les accidents ultimes de ces maladies. Nous allons étudier successivement les symptomes tirés soit de l'état local, soit de l'état général.

Les symptômes locaux fournis directement par l'auscultation et la percussion n'ont rien de caractéristique ; le choc du cœur est affaibli, les bruits, tantôt sourds, tantôt clairs, sont mal frappés, indistincts : le premier bruit peut être court, le second plus accentué et court, le silence allongé; mais on voit souvent ces symptômes modifiés par la gêne respiratoire ou par un mouvement fébrile; de plus, ils appartiennent à d'autres affections: nous reviendrons cependant sur quelques-uns de ces signes tirés de l'état local quand nous étudierons l'état du pouls auquel les auteurs anglais ont les premiers accordé une grande importance.

La percussion ne peut rien apprendre de significatif : quand la stéatose amène la dilatation de l'organe, la matité cardiaque est accrue, comme dans la dilatation primitive.

Tous ces signes sont justement regardés comme insuffisants ; ceux fournis par l'état général ont, depuis un certain temps, attiré l'attention des pathologistes.

Quain, dans un mémoire (*Medico-chirurg. Transactions*, tome XXXIII), avait signalé les vertiges, le coma, la syncope, la dyspnée, l'angine de poitrine, comme étant les conséquences assez *proches* de la dégénérescence du cœur; l'organe affaibli ne se contracte plus avec assez de force pour envoyer au cerveau une quantité de sang suffisante pour l'entretien normal des phénomènes vitaux. Il indiquait également la faiblesse et la lenteur du pouls sur lesquelles nous aurons longuement à revenir. Il indiquait encore l'arc sénile de la cornée, fait qui avait déjà été noté par Canton. Cette opacité du limbe cornéal, qui a été étudiée séméiotiquement chez nous par Danner (*Arch. méd.*, 1856), est constituée par une infiltration graisseuse; mais, d'après Hastings, la coïncidence des lésions est loin d'être constante.

Walshe a donné aussi une symptomatologie assez chargée. Elle n'offre rien de particulier. Comme les autres auteurs anglais et français, il signale une fatigue générale. L'état général du malade est mauvais; il est sujet à la tristesse, irritable. La flaccidité et la mollesse des tissus sont remarquables; il y a affaiblissement de la force musculaire et impuissance avant l'âge. Chez ces personnes on trouve une disposition facile à l'œdème; l'appétit est faible, mauvais, capricieux; les fonctions digestives languissent, et le foie est augmenté de volume.

Les troubles cérébraux ont été bien décrits par Stokes. Ce sont des étourdissements, des vertiges, des bourdonnements d'oreille, une fâcheuse disposition aux attaques apoplectiformes, en général sans paralysie et de peu de durée. La syncope survient pour la moindre cause, et les malades peuvent mourir de syncope : beaucoup de morts subites par affection du cœur ont été certainement la conséquence de la dégénérescence graisseuse : Stokes s'est, du reste, attaché à faire ressortir l'influence déplorable des causes débilitantes. On saigne, et les symptômes entrent en recrudescence, et la mort arrive plus promptement. C'est ce que l'on voit aussi dans la paralysie générale progressive, affection dans laquelle, soit dit en passant, on trouve presque toujours le cœur dégénéré (Aran).

Les troubles respiratoires sont encore fort remarquables : les malades ont ordinairement de la dyspnée; souvent même c'est une véritable apnée : le malade tombe subitement en faiblesse et reste comme mort quelques moments; puis la respiration se rétablit peu à peu pour cesser de nouveau et ainsi de suite à plusieurs reprises ; quelquefois on rencontre des symptômes un peu différents : ainsi le malade accuse subitement une impossibilité de respirer : il reste un moment avec sa connaissance, puis il la perd. La respiration se rétablit bientôt; des profondes et rares inspirations sont le premier signal de son retour; puis reparaît l'impossibilité de respirer, suivi d'un nouvel amendement, et ainsi de suite.

D'autres fois encore les accidents de la respiration, que Stokes regarde comme pathognomoniques, se présentent sous un autre aspect. Ils consistent dans une série d'inspirations precipitées, d'abord graduellement croissantes, et qui diminuent ensuite de fréquence et d'intensité, jusqu'à une suspension presque complète de la respiration. Cette apnée, qui survient d'ordinaire pendant le sommeil, peut durer 20, 30 secondes, et quelquefois plus. Aucune angoisse n'agite les traits du patient; la physionomie a la pâleur et l'immobilité de la face du cadavre. Puis la respiration revient graduellement, par une série d'amplitudes de plus en plus grandes, à son type normal qu'elle dépasse quelquefois par la force et la profondeur des mouvements de l'inspiration.

Dans quelques cas on observe une douleur à la région précordiale, se propageant au bras gauche. Le plus souvent les malades éprouvent une simple sensation de constriction à la région précordiale ou à la base de la poitrine, en l'absence de lésion pulmonaire évidente.

Ces troubles respiratoires, pour M. Jaccoud, offrent de l'intérêt, mais n'ont pas une grande valeur diagnostique, d'abord parce qu'ils sont assez rares, ensuite parce qu'ils ne sont autre chose qu'un des types de la respiration cérébrale, laquelle appartient à toutes les anémies du cerveau et à toutes les maládies encéphaliques qui dépriment profondément l'innervation. On peut faire les mêmes remarques pour quelques autres signes qui accompagnent la dégénérescence graisseuse du cœur, tels qu'une certaine tendance à la céphalalgie, une nonchalance intellectuelle, une grande propension à la fatigue, accompagnée d'une faiblesse musculaire notable.

Aran, qui avait fait de cette maladie une étude attentive, avait été frappé de l'insignifiance de la plupart de ces signes, à l'aide desquels le diagnostic ne peut jamais s'élever au delà d'une simple présomption. Aussi avait-il cherché un vrai signe pathognomonique : il crut l'avoir trouvé dans une coloration particulière de la peau, que le hasard lui avait fait rencontrer chez un certain nombre de malades, et que Walshe avait déjà signalée, sans y attacher la même importance.

Voici, d'après Aran, en quoi consiste cette coloration :

« Le nez, les pommettes sont souvent injectés, mais le tour des yeux, les joues sont au contraire d'un jaune pâle ; la même coloration existe au pourtour des joues, dans le sillon naso-buccal. L'œil est terne, sans expression ; la face exprime l'abattement et la tristesse : c'est là son aspect pathognomonique. Quant à la coloration, ce n'est pas la teinte ictérique ; la sclérotique a conservé sa coloration normale ; ce n'est pas la teinte chlorotique : les muqueuses sont souvent congestionnées. C'est encore moins la teinte jaune-paille des cancéreux. Pour qui l'a vue et bien remarquée, elle se distingue très-bien des autres altérations analogues : c'est du reste pour moi un fait purement mécanique résultant de l'injection incomplète du réseau vasculaire sous-cutané par le cœur, dont les contractions sont nécessairement affaiblies ; mais, je le répète, cette coloration, qu'il est plus facile de reconnaître que de décrire, ne trompera jamais, à moins de circonstances particulières, telles qu'un ictère, une hémorrhagie, etc. »

Telle est la description de cette coloration de la face à laquelle Aran attachait une telle importance, qu'elle primait pour lui tous les autres symptômes, et que, bien avant la période ultime, il croyait pouvoir diagnostiquer une dégénérescence graisseuse. L'expérience ne semble pas avoir confirmé les idées de cet infatigable chercheur, et, sans nier l'importance ou la fréquence relative du signe qui l'a tant préoccupé, nous pensons qu'il est impossible de faire un symptôme pathogno-

monique de quelque chose d'aussi mobile et fugitif que
la coloration de la peau de la face.

L'état du pouls, qui fait l'objet plus particulier de
cette étude, est signalé comme très-variable. D'après
Kennedy, de Dublin, le pouls est assez large, mais dif-
fluent, et s'accompagne de battements visibles des artères, sans que les valvules soient insuffisantes. Chez
les autres observateurs, la faiblesse et la petitesse du
pouls sont plus généralement notées ; mais tantôt le
pouls est fréquent et régulier, tantôt irrégulier et in-
termittent. Très-souvent aussi, et ceci est signalé par
tous, on l'a trouvé ralenti, et sa lenteur peut être telle
que le nombre de pulsations s'abaisse à 50 , 20 et
même 8 pulsations (Friedreich). Dans ce dernier cas,
il y a évidemment un état demi-syncopal. Le pouls
peut même disparaître complètement, un assez long
temps avant la mort.

Le ralentissement permanent du pouls est depuis
longtemps connu des chirurgiens, comme conséquence
assez fréquente des fractures des vertèbres cervicales.
M. Hutchinson a vu le pouls rester régulier, mais ne
battre que 48 fois par minute. Suivant M. Garlt, les
battements peuvent descendre jusqu'à 36, 20. Cependant, dans la règle, le ralentissement du pouls lié aux
fractures de la région cérébrale est un phénomène
essentiellement transitoire. (Charcot. *Leçons sur les Maladies du système nerveux*; 1873, 2ᵉ partie.)

M. Charcot cite également, d'après le Dʳ Rosenthal
de Vienne), le cas d'un enfant de 15 ans, qui reçut un
coup dans la région de la 6ᵉ vertèbre cervicale, et
éprouva les symptômes d'une commotion cérébrale
légère. Le pouls oscillait entre 36 et 48 pulsations. Il

guérit complètement. Plusieurs fois le savant professeur a observé à la Salpétrière ce phénomène persistant sous une forme très-accentuée : 20, 30 pulsations par minute, à l'état permanent pendant plusieurs années, chez des vieillards de cet hospice. Après une vérification anatomique attentive, le cœur a été trouvé soit tout à fait sain, soit ne présentant que des altérations banales. Je citerai plus loin une observation de ce dernier cas.

J'emprunte également à M. le professeur Charcot la relation du fait intéressant publié par le Dr Halberton, en 1844 :

« Il concerne un gentleman âgé de 64 ans, qui, dans une partie de chasse, fit une chute sur la tète et perdit connaissance un instant. Il dut rester plusieurs semaines au lit, se plaignant de douleur au cou et de gène dans les mouvements de la tête. Cependant, durant les deux années qui suivirent l'accident, ce gentleman put se livrer à ses occupations favorites. Au bout de ces deux années survint la première crise syncopale avec ralentissement permanent du pouls. Cet état dura près de trois années ; les accès se rapprochèrent et devinrent en même temps plus longs. L'état syncopal faisait place quelquefois aux phénomènes apoplectiformes et épileptiformes. Le pouls tombait à 20, même à 16 aux approches de l'accès, et cessait momentanément de battre lorsque celui-ci avait éclaté. La mort survint dans une crise. A l'autopsie on ne trouva aucune altération au cœur digne d'être notée, mais on constata des lésions importantes de la moelle et des vertèbres cervicales supérieures. » (Charcot, *loco citato*, p. 141.)

Dans ce cas M. Charcot, comme le Dr Halberton, attribue le ralentissement du pouls avec les phénomènes qui l'accompagnaient à la compression subie par la moelle cervicale et le bulbe.

Ces faits très-remarquables font penser à M. Charcot que le pouls lent permanent pourra, dans certaines circonstances, s'observer à la suite des lésions irritatives de la moelle, en dehors même de toute influence traumatique.

Le pouls lent a été encore signalé chez les femmes après l'accouchement (Blot). Là il serait produit par une élévation de la tension artérielle (Marey).

Il s'observe quelquefois avec attaques syncopales apoplectiformes et épileptiformes, à titre d'accident consécutif à la diphthérie. On le trouve également dans la méningite granuleuse des enfants.

En dehors de ces cas, et des lésions traumatiques de la moelle et du bulbe rachidien, le pouls lent dans l'opinion des pathologistes ne s'observerait que comme conséquences de certaines maladies du cœur : le rétrécissement aortique, la présence de dépôts fibrineux dans les muscles ventriculaires (Ogle, *Pathological Society*, 1863,) et spécialement la dégénéresse graisseuse du cœur (Stokes. Dublin, *Quaterly Journal. August.* 1846). — *Traité des maladies du cœur et de l'aorte*, traduit par Senac. — Quain, *Medic. chir. transact.*, t. XXXIII).

Pour ce qui est de la dégénéressence graisseuse, les observations ne manquent pas. Une des plus remarquables est la suivante, tirée du mémoire du Dr Adams, publié en 1827. Elle offre un grand intérêt : c'est pour ainsi dire la clef de nos connaissances sur ce sujet. — (Dublin, Hospital reports, vol. 4.)

Attaques d'apoplexie répétées pendant longtemps ; absence de paralysie. Lenteur remarquable du pouls. Dégénérescence graisseuse des deux ventricules et particulièrement du ventricule droit.

Un officier de douanes, âgé de 68 ans, et vigoureusement constitué, éprouvait depuis longtemps de la difficulté pour respirer et une toux continuelle qui le rendait incapable de tout effort musculaire.

En mai 1819, je vis ce gentleman en compagnie de son médecin ordinaire, M. Duggan; le malade relevait alors d'une attaque d'apoplexie qui était survenue subitement, trois jours auparavant. Il était assez bien remis pour sortir et se promener, mais il restait de la stupeur, une disposition continuelle au sommeil, et une toux très-gênante. Mon attention fut attirée surtout par l'irrégularité de la respiration et la lenteur remarquable du pouls, qui battait en moyenne 30 fois par minutes. M. Duggan m'apprit que, depuis sept ans qu'il voyait sans cesse le malade, il avait observé jusqu'à vingt attaques apoplectiques; un ou deux jours avant chacune d'elles, le malade était pesant, léthargique, et perdait la mémoire t puis il tombait à terre dans un état complet d'insensibité ; à cette occasion, il se blessa plusieurs fois. Le pouls devenait au momen; des attaques plus lent encore que d'habitude, et la respiration était bruyante et stertoreuse. On le saignait sans perdre de temps et on le purgeait très-énergiquement. Comme mesure préservatrice, on avait placé un séton à la nuque, et un régime sévère avait été prescrit. Le malade se remettait de ses attaques sans qu'il restât de paralysie. L'œdème des pieds et des malléoles survint en novembre. La toux devint plus fréquente, la respiration plus gênée et les facultés intellectuelles s'affaiblirent. Le 4 décembre 1819, une attaque d'apoplexie l'enleva en deux heures avant l'arrivée de son médecin.

Autopsie faite cinquante-six heures après la mort.

Les méninges présentent leur aspect normal, ainsi que la substance cérébrale qui est d'un blanc jaunâtre; il existe un peu de liquide dans les ventricules qui ne sont pas dilatées. Les parois de la carotide et les artères moyennes de la dure-mère sont blanches et rendues opaques par des dépôts osseux. Elles sont cependant perméables.

Le poumon droit est sain ; le poumon gauche est comprimé et adhère au thorax: une pinte au moins de sérum et une masse de graisse molle d'une couleur jaune foncé remplissent l'espace compris entre le médiastin antérieur et le poumon comprimé. Celui-ci est imperméable à l'air et incapable de remplir ses fonctions.

L'oreillette droite est très-dilatée; extérieurement le ventricule droit ne présente aucune apparence de fibres musulaires : il semble presque entièrement composé de graisse qui offre la même couleur jaune que celle qui occupe la place du poumon gauche. Le tissu réticulé qui tapisse l'intérieur du ventricule présente seul quelque apparence de structure musculaire, bien que la graisse apparaisse çà et là entre ses fibres.

Le ventricule gauche est très-aminci et recouvert de graisse : au-dessous, la couche musculaire n'a pas une ligne d'épaisseur; elle n'a plus ses caractères ordinaires; ramollie, friable, sa coupe a plutôt l'aspect du tissu hépatique que celui du tissu cardiaque. Dans les deux ventricules et même dans les couches superficielles, on rencontre des taches jaunes constituées par de la graisse qui a remplacé le tissu musculaire. L'organe entier est d'une légèreté remarquable; ses valvules sont saines, à l'exception de celles de l'aorte qui sont incrustées de taches osseuses; elles sont cartilagineuses et élastiques, disposition qui a pour effet une tendance à l'occlusion permanente de l'orifice. Une injection poussée doucement par le ventricule franchit cet orifice. Cependant, en renversant le cœur, et en remplissant d'eau cette cavité, le liquide ne s'échappe point, son poids n'étant pas suffisant pour écarter les bords épaissis des valvules. Le cœur contient beaucoup de sang liquide.

Le foie est sain, la veine porte est distendue outre mesure. Le tissu de la rate est sain, quoique cet organe soit dilaté. Les autres viscères ne présentent rien de particulier.

Cette observation est intéressante à plusieurs titres : d'abord elle est la première qui signale la lenteur du pouls jointe aux syncopes ou aux accidents apoplectiformes. Malgré que l'autopsie n'ait pas été faite avec le secours du microscope, dont on ne se servait pas encore à cette époque, il est impossible de mettre en doute la dégénérescence graisseuse.

Dans le même mémoire est relaté un autre fait que Stokes croit unique dans la science.

C'est celui d'un médecin qui, durant les six dernières années de sa vie, fut sujet à des syncopes répétées, se distinguant toutefois d'une syncope ordinaire par la façon subite et inattendue dont l'attaque se montrait et disparaissait ensuite sans laisser après elle aucune suite fâcheuse : A l'âge de 68 ans, il fut pris à l'improviste de symptômes qui ressemblaient à ceux de l'angine de poitrine. Il éprouvait une douleur thoracique, vive, s'étendant le long du bras droit et s'accompagnant d'engourdissement. La vue était obscurcie : le malade avait des vertiges très courts, mais sans perte de connaissance. Depuis ce moment, la respiration devint gênée et le pouls, qui était extrêmement faible au bras gauche, disparut complètement du bras droit.

Ce malade vécut encore six semaines : les battements du cœur ne se sentaient plus à la main et l'oreille ne pouvait découvrir qu'une sensation obscure d'ondulation.

A l'autopsie, on trouva le cœur volumineux, flasque, d'une couleur jaune due à un dépôt de graisse. Les valvules sygmoïdes de l'aorte étaient ossifiées et les dépôts osseux ou calcaires s'étendaient aux artères coronaires qui étaient presque solidifiées et imperméables dans l'étendue d'un pouce à partir de leur origine.

Voici une autre observation non moins remarquable (Stokes, trad. par Sénac, p. 315).

<table>
<tr><td>Jeullien.</td><td>3</td></tr>
</table>

Obs. XXXII (de Stockes). — Anémie Pouls très-lent avec murmure
valvulaire. Mort par syncope. Dégénérescence graisseuse du cœur
avec lésion de l'orifice aortique.

Un homme, âgé de plus de 50 ans, fut admis à l'hôpital avec les
symptômes caractérisés de la phthisie sénile : la peau était jaune
pâle et l'état général révélait une grande débilité. Le malade se
plaignait de toux et de dyspnée, mais il ne rapportait aucune de
ses souffrances à la région du cœur. Son pouls battait 35 fois par
minute et quelquefois s'élevait à 40 pulsations. Celles-ci, régulières
mais faibles, s'accompagnaient d'un bruit de souffle au premier
temps, semblable à celui qu'on observe dans l'insuffisance mitrale.
Ce bruit devenait plus fort à mesure qu'on se rapprochait de la
partie supérieure du sternum. Il avait son summum d'intensité au
niveau de l'articulation de la seconde côte droite : nous crûmes
avoir affaire à une affection de la valvule mitrale, et nous pensâmes
d'abord que ce bruit aortique était dû à l'anémie.
La malade mourut sans agonie.

A l'autopsie on trouva les valvules mitrales saines,
les valvules aortiques étaient épaissies et rétrécies,
mais sans inoclusion permanente. De l'eau versée par
l'aorte ne pénétrait pas dans le ventricule. Le cœur,
flasque et ramolli, était couvert d'une épaisse couche
de graisse, sans qu'il y eût cependant de dégénérescence graisseuse complète.

L'aorte présentait plusieurs taches athéromateuses.
Chez ce malade, le deuxième bruit était normal et il
n'y avait pas de reflux de sang dans le ventricule. Les
valvules, assez malades pour produire un bruit au premier temps, fermaient complètement et le deuxième
temps n'était pas altéré.

Voici le résumé de quelques autres observations
tirées également d'un mémoire de Stokes, publié dans le
(*Quaterly journal*. Dublin, Aug. 1846).

Obs. XXXIII. — Attaques pseudo-apoplectiques répétées, sans paralysie
consécutive : pouls lent accompagné d'un murmure valvulaire qui se
propage dans l'aorte.

Edmond Butler, 68 ans, admis à l'hôpital de Meath, le 9 février

1846. Il éprouve depuis trois ans environ des défaillances qui se sont répétées une cinquantaine de fois. Elles ne sont provoquées par rien d'appréciable. Le malade est à peine averti de l'approche de l'attaque. Il se sent un poids d'abord dans l'estomac, puis dans le côté droit du cou, puis dans la tête : là ce poids fait explosion et disparaît avec un grand bruit ressemblant au tonnerre, en laissant le malade dans la stupeur. En même temps, sensation de battements précipités du cœur. Ni convulsion, ni écume. Durée, 4 à 5 minutes. Il n'y a jamais de paralysie. — Pouls, 28, prolongé et lent.— 17 février, pouls de 28 à 30. Jusqu'à la fin de mars, oscillations de 28 à 36. — Quitte l'hôpital à la fin de mars et y revient en juin avec les mêmes symptômes. Anémie prononcée : murmure valvulaire au premier temps. Mort paraissant venir d'une syncope. A l'autopsie, on trouve le cœur gras, sans aucune altération aux orifices.

Obs. XXXIX (de Stokes). — Militaire de 55 ans : sujet depuis quinze ans à de fréquents battements de cœur qui survenaient surtout après des exercices corporels. Depuis cinq ans, les battements perdirent de leur force et cessèrent même complètement. En revanche, des attaques de défaillance surgirent et devinrent de plus en plus fréquentes et prolongées.

Nous l'avons eu en observation les deux derniers mois de sa vie. Le malade avait un aspect amaigri, pâle, cyanosé. Le sommeil et les fonctions digestives s'accomplissaient assez régulièrement, mais il était continellement plongé dans un état de somnolence et éprouvait des frissons qui ne le quittaient que rarement. A la percussion, la poitrine était partout sonore ; le murmure respiratoire était normal, peut-être un peu affaibli. L'impulsion cardiaque très·obscure et lente, les bruits du cœur ne s'entendaient pas clairement.

Le *pouls était de* 30, 35 et semblait comme prolongé. Les autres organes intègres.

Quant aux attaques syncopales qui devinrent tellement fréquentes, qu'elles se répétaient 2, 3, 4 et 5 fois par jour, surtout dans les trois dernières semaines qui ont précédé la mort; ces attaques se manifestaient toujours d'une manière brusque, sans que le malade fût averti préalablement de leur apparition. Il n'y avait rien de bien régulier dans leur intensité, ni de périodique dans leur invasion. La durée de la syncope dépassait rarement quatre minutes. Aucune de ces attaques n'a été suivie de paralysie.

Autopsie quarante-huit heures après la mort.

Poumons sains.—Cœur considérablement hypertrophié. La substance musculaire des deux ventricules, mais surtout du ventricule droit, était ramollie et friable. La cloison interventriculaire avait les mêmes caractères. Les valvules étaient saines, à l'exception de celles de l'aorte, qui étaient incrustées de taches osseuses. L'organe entier était d'une légèreté remarquable.

Le microscope démontra que les couches moyennes avaient principalement subi la dégénérescence graisseuse à un degré avancé ; les couches internes et externes étaient médiocrement atteintes.

Foie sain. — Veine porte distendue. Les autres organes ne présentaient rien de particulier.

En l'absence d'autres lésions organiques, nous sommes obligé de rattacher à la dégénérescence graisseuse tous les phénomènes observés, mais on peut se demander comment elle s'est produite. Peut-être des fatigues corporelles répétées et l'irritabilité du système nerveux de l'individu ont-elles amené des battements de cœur desquels aurait résulté l'hypertrophie qui, de son côté, aurait produit la stéatose sous l'influence du régime débilitant auquel le sujet fut soumis.

La mort est survenue quand les forces dynamiques du cœur ont été réduites à leur minimum.

Nous devons à l'obligeance de M. le Dr Bourneville le résumé de deux observations également importantes, bien que l'autopsie n'ait pas révélé une lésion identique dans les deux cas. Elles ont été prises dans le service de M. le Dr Charcot, à la Salpêtrière.

Obs. I. — Herb. (Marie), 72 ans, entrée à la Salpêtrière, le 25 août 1860. — La feuille d'admission porte : varice et tremblement sénile.

En 1863, on note chez cette femme des étourdissements et une lenteur remarquable du pouls. — Les battements du cœur sont profonds, sourds, sans bruits anormaux. Les étourdissements consistent en une sensation de vertige, en bourdonnements de l'oreille et obnubilation de la vue.

En avril 1863, étourdissements avec perte de connaissance qui a amené une chute accidentelle. Même lenteur du pouls qui ne dépasse pas 40.

Habitudes alcooliques.

Mort à peu près subite le 18 juillet 1869.

Autopsie. — Artère de l'encéphale peu athéromateuse. — Cerveau sain. — Cœur 420 gr. — Le muscle examiné au microscope est très-graisseux.

Ainsi cette femme a présenté les caractères les plus notables assignés par Quain et Stokes à la dégénérescence graisseuse du cœur. Elle n'avait pas d'autre lésion organique de cet organe.

Obs. II. — Grandj. (Franciade), 71 ans, entrée dans le service de M. Charcot, le 8 avril 1866.

Etourdissements assez fréquents. — A l'auscultation du cœur on trouve une prolongation du premier bruit. Pouls à 30, 32, quelquefois 24. (Il a été noté un grand nombre de fois, et toujours trouvé oscillant entre ces chiffres.)

Juin 1866.— Attaques épileptiformes.— Pouls à 32. Du 7 au 18 juin, le pouls a varié de 30 à 32.

La température rectale est de 37°4.

Avril 1867.— Le pouls varie de 36 à 32.

Température rectale, 37°3.

Janvier 1868. — Bruit de souffle au premier temps. Pouls, 34, 32, 28.

Morte d'un érysipèle le 15 avril 1868.

Autopsie.— Les artères de l'encéphale présentent quelques plaques graisseuses non indurées. — Cerveau sain. — Pas de surcharge graisseuse du péricarde. — Cœur, 425 gr. Végétations calcifiées sur les valvules sygmoïdes de l'aorte : les parois du cœur ont une coloration un peu feuille-morte. Les fibres musculaires au microscope sont normales; elles ont conservé leur aspect strié; il n'y a que de rares granulations graisseuses.

Ici, la lésion est un peu obscure : peu ou point de graisse dans les couches musculaires; aussi ce cas et quelques autres plus frappants encore, en ce que toute lésion cardiaque faisait défaut, ont-ils conduit M. le professeur Charcot à se demander si, dans ces cas où le cœur est parfaitement sain, la cause organique de ralentissement des battements artériels ne serait pas dans la moelle cervicale ou dans le bulbe rachidien, plutôt que dans le cœur. Nous avons néanmoins reproduit cette observation pour rapprocher du ralentissement du pouls, le maintien de la température normale, et montrer, par cet exemple, la parfaite indépendance de la chaleur animale en regard des battements du cœur.

Ainsi, dans toutes les observations nous voyons le diagnostic porter sur trois points principaux :

D'une part, signes indiquant une diminution de la force du cœur.

D'autre part, l'apparition de symptômes se rapportant à l'encéphale et à une modification de la circulation cérébrale soit par anémie du système artériel, soit par congestion du système veineux.

Enfin, le trouble des fonctions respiratoires, dues en apparence à la faiblesse du ventricule droit.

Ce ne sont pas seulement les auteurs anglais qui ont signalé la lenteur dn pouls dans la stéatose du cœur. Nous trouvons dans une thèse de M. Piotroski, de 1865, une série d'observations prises en Allemagne et qui, tout en étant publiées pour faire une étude symptomatique générale de la dégénéressence graisseuse, ne laissent pas que de noter presque toutes le signe qui nous occupe.

Obs. I. — X...., cordonnier, 45 ans, entre en 1862 à la clinique du professeur Oppolzer. — Malade depuis quinze ans; sa maladie avait commencé par des étouffements.

Bien bâti, — embonpoint considérable, — taille moyenne. — Douleur vive à la région précordiale et dyspnée devenues continuelles.— Toux très-fréquente. — Visage pâle, œdémateux, — Éxtrémités gonflées modérément. — Respiration difficile et fréquente. — Pouls n'allant pas au delà de 50 puls.

Battements du cœur faibles, sans bruit anormal, accès d'étouffements et syncope. — Huit jours après il meurt dans une syncope.

Autopsie. — La couche musculaire du cœur était friable et pâle. — Les valvules étaient saines. — Les doigts laissaient leur trace dans les fibres musculaires ramollies. Au microscope, deuxième forme de la dégénérescence.

Obs. IV. — X..., femme, 45 ans.— Souffrant depuis dix ans d'un rhumatisme articulaire; — palpitation et dyspnée. — Pouls petit et fréquent d'abord. — Au sixième jour, pouls à 40, irrégulier.— Syncopes. — Morte le quatorzième jour.

A l'autopsie, cœur hypertrophié à gauche. Les colonnes charnues ou muscles tenseurs des valvules étaient hypertrophiés et présentaient à l'œil nu l'aspect de muscles dégénérés, ce qui fut confirmé par le microscope. Les couches musculaires avoisinant l'endocarde avaient subi la dégénérescence à un haut degré dans divers endroits. —Les couches moyennes moins; les couches externes étaient saines.

Obs. V,— Y...., ancien militaire, 59 ans, rhumatisant depuis

vingt ans. — Visage bouffi, blême, lèvres bleuâtres, respiration
difficile. Battements du cœur énergiques, bruit de râpe à la région
précordiale.

Pouls petit et mince, 115.

Le septième jour de l'entrée, pouls tombé à 50,45, 40. Syncopes.
— Mort le treizième jour.

Dégénérescence des fibres primitives dans les couches voisines
de l'endocarde, surtout au ventricule gauche. — Tissu du cœur
pâle et friable.

Il serait facile de multiplier les exemples : Stokes,
Quain, le Dr Adams, en ont publié de nombreux cas
dans leurs différents mémoires : mais on peut leur re-
procher de n'avoir peut-être pas recherché suffisam-
ment la lésion anatomique à l'autopsie. Il est rare, en
effet, qu'elle ait paru être complète, le cœur est très-
rarement examiné au microscope. En général, on se
contente de signaler qu'il paraît graisseux. L'observation suivante, qui a été lue à la Société de biologie le
29 mai 1875, est sous ce rapport aussi complète que
possible. Il nous a paru utile de la donner en entier.

Obs. I. — Ralentissement considérable du pouls ; anémie, inappétence
et vomissements ; mode particulier de la respiration ; syncopes et accidents convulsifs ; autopsie : emphysème et altérations séniles, dégénérescence graisseuce du cœur et du pancréas. par M. le Dr Cornil.

F..., âgé de 75 ans, pensionnaire à l'asile créé par M. Chardon-
Lagache, entre à l'infirmerie le 23 mai 1875.

F... a été bien portant toute sa vie, sauf de violentes migraines
qui ont disparu depuis une vingtaine d'années. Il a exercé longtemps
la profession de marchand de vins, mais sans cesser d'être sobre,
ainsi que l'affirme sa femme. Il n'a jamais eu d'accès d'épilepsie,
ni de folie, ni de bizarreries de caractère. Jamais de rhumatismes,
ni de tremblement.

A la fin de 1871, sa respiration a commencé a être gênée, et il a
été atteint pendant cet hiver et les hivers suivants de catarrhe pulmonaire avec emphysème. L'été amenait une amélioration et sa
santé générale devenait meilleure. Depuis cinq semaines, F... a
perdu son appétit et il vomit fréquemment. Depuis dix jours environ
les signes de catarrhe bronchique et d'oppression se sont aggravés.
La respiration est devenue très-pénible et le moindre effort amène
une dyspnée assez grande. A ce moment, il n'y avait pas d'œdème
aux extrémités inférieures, et le visage n'avait nullement l'aspect

cyanosique, il était au contraire pâle et amaigri ; le pouls était très-lent ; il battait de 28 à 30 fois par minute ; mais les pulsations étaient bien frappées, assez fortes et régulières ; les battements du cœur, isochrones à ceux du pouls, ne présentaient pas de bruits anormaux. Cette oppression et ce ralentissement du pouls se sont aggravés jusqu'à l'entrée du malade à l'infirmerie.

Le 24 mai, à la visite du matin, le visage est pâle, amaigri, le pouls bat 14 fois par minute ; les battements sont réguliers, excepté au moment des syncopes que présente le malade.

Il est très-affaissé et sujet à des syncopes incomplètes qui se répètent très-fréquemment ; quand on tient le pouls sous le doigt, on sent à un moment donné qu'il cesse de battre ; alors les membres supérieurs sont agités par un tremblement peu étendu, le visage pâlit légèrement et les lèvres serrées sont aussi en proie à des mouvements convulsifs qui font grimacer le visage ; pendant ce temps, le malade se remue dans son lit, se dresse sur son séant, comme pour chercher de l'air, puis après un temps variable qui ne dépasse guère 20 à 30 secondes, on perçoit de nouveau une pulsation assez forte, les symptômes précédents disparaissent, et le malade revient à lui.

Le nombre de ces accès est très-grand ; ils se répètent plusieurs fois par heure, avec plus ou moins d'intensité et quelquefois durent plus d'une minute.

La poitrine est globuleuse, les creux sous-claviculaires sont effacés.

Le cœur bat régulièrement ; les pulsations sont faibles, isochrones au pouls. Le pouls tenu sous le doigt pendant qu'on ausculte le cœur, ne présente, pas plus que le cœur, de battements incomplets, ni de pulsations avortées, ni de frémissement perceptible dans l'intervalle des lentes pulsations. Le premier et le second bruits sont normaux, sans souffle, seulement un peu sourds, ce que nous attribuons à l'emphysème. La matité du cœur est petite.

La sonorité du thorax est très-grande en avant comme en arrière ; en avant et à droite le poumon descend assez bas et refoule le foie dont le bord est perceptible au-dessous des fausses côtes. L'auscultation du poumon fait entendre en avant de l'inspiration prolongée, un peu sifflante, et en arrière, aux bases, des râles de déplissement. Quinze inspirations par minute.

Le ventre est tendu, un peu résistant, sans qu'il y ait de tumeur sensible à la palpation. Le malade vomit tout ce qu'on lui donne quelque temps après le repas. Il n'y a ni constipation, ni diarrhée.

Les fonctions urinaires se font bien. L'urine, rendue en petite quantité, donne un léger nuage par l'addition de l'acide azotique. Ce réactif lui communique à la longue une coloration bleuâtre ; on note des traces d'œdème mou au-dessus des chevilles. Les artères, la crurale et l'humérale sont petites et un peu dures.

Les battements y sont très-nets et bien frappés.

Les veines jugulaires sont gonflées et saillantes sous la peau.

La température axillaire est à 37°.

On prescrit des bouillons, des œufs, de la viande crue, des soupes du vin et du grog.

Le soir le pouls donne 18 pulsations.

25 mai. L'état général est un peu meilleur. On note 22 pulsations par minute et 18 inspirations. La température axillaire et de 36,5. Les syncopes sont moins fréquentes et durent moins long temps. Le malade vomit un quart d'heure ou une demi-heure après son repas. Il a été très-agité pendant la nuit.

Le 26. Le malade est pris pendant la visite du matin de syncopes pendant lesquelles on peut étudier ce qui se passe du côté de la respiration.

Les inspiratons deviennent à un moment donné de plus en plus pénibles, il y a du tirage, l'inspiration se fait par le jeu des muscles supérieurs de la cage thoracique, et par les muscles de l'épaule et du cou. Les sterno-mastoïdiens sont saillants, de telle sorte que le larynx paraît enfoncé. Alors, le cœur s'arrètant pendant quelques secondes, le malade a son accès, se lève sur son séant, son bras et ses lèvres tremblent, le pouls, la respiration s'arrètent, les yeux se ferment. Lorsque deux ou trois secondes après il revient à lui et qu'il est couché, la respiration redevient calme, facile, lente et dia-phragmatique.

Dans certains accès, le malade croit s'endormir; il ne souffre pas, et quand il revient à lui, il semble qu'il s'éveille; il a perdu la no-tion de ce qui se passait autour de lui, mais il conserve parfaite-ment le souvenir de l'état où il se trouvait avant son accès, le nom-bre des accès a été très-fréquent pendant la soirée.

Les pulsations cardiaques ne sont pas exactement isochrones avec celles de la radiale; il y a un retard notable. De plus, on per-çoit des dédoublements du second temps du cœur, et parfois même des pulsations avortées qui ne sont pas sensibles au pouls.

Le pouls donne 22 battements par minute.

Le 27. 22 pulsations cardiaques, 18 inspirations par minute. Mè-mes accidents que la veille. La nuit est très-agitée. On a été obligé pendant la nuit de maintenir le malade qui voulait se lever et s'en aller. Le matin il est devenu cyanosé, et les extrémités se sont re-froidies.

Il meurt à 8 heures du matin, le 28 mai.

Autopsie faite le 29 mai à 9 heures.

Les côtes sont friables et les supérieures se laissent plier sans se rompre; le sommet des deux poumons présente un épaississement fibreux de la plèvre viscérale avec une induration ardoisée du pou-mon, dans un espace limité à l'altération pleurale. Les sommets et les bords libres des poumons sont emphysémateux. Les parties dé-clives sont œdématiées et congestionnées.

Le cœur est de volume normal. La graisse sous-péricardique est très-peu abondante; dans le tissu cellulaire de la couche profonde du tissu conjonctif du péricarde ventriculaire, on voit trois petites ecchymoses rouges, miliaires. Une plaque pseudo-membraneuse de 2 à 3 centimètres de diamètre, existe sur le péricarde pariétal, au niveau des oreillettes; des filaments fibreux grêles unissent le péricarde pariétal avec l'aorte et cette artère avec l'artère pulmonaire. Sur l'oreillette droite, on remarque de petites végétations blanchâtres, fibreuses, sessiles ou filamenteuses, à peine visibles à l'œil nu.

Les orifices du cœur gauche et du cœur droit sont normaux comme fonctionnement; il n'y a ni rétrécissement ni insuffisance des orifices artériels et auriculo-ventriculaires. L'aorte est très-légérement athéromateuse au niveau de la crosse et de l'origine des artères carotide primitive, sous-clavière et brachio-céphalique; l'athérome consiste en plaques lenticulaires jaunâtres non ulcérées. De même, on note à l'orifice des artères coronaires un léger épaississement de l'aorte, mais il n'y a pas de rétrécissement notable de ces orifices, et dans leur trajet ultérieur les artères coronaires ne sont pas altérées. La valve de la valvule mitrale, qui confine aux valvules aortiques, est le siége de plaques jaunâtres. La valvule mitrale est à peu de chose près normale; cependant son bord libre est un peu épaissi sans qu'il y ait de végétations ni d'indurations. Il en est de même de la valvule tricuspide. Les valvules aortiques et pulmonaires sont normales.

La paroi du ventricule gauche est normale comme épaisseur; celle du ventricule droit est un peu hypertrophiée; mais la pointe est formée uniquement par le ventricule gauche.

En somme, le cœur, examiné avec soin, à l'œil nu, est à peu près normal, et les lésions minimes qu'il présente ne peuvent expliquer le trouble de la fonction. Mais l'examen microscopique montra une dégénérescence graisseuse très-prononcée de ses fibres musculaires.

La cavité péritonéale contient un liquide séreux qu'on peut estimer à deux litres.

Le foie est petit, ses lobules sont également petits, il est de couleur jaune brun et de consistance normale.

La rate est grosse, sa surface est irrégulière, sa capsule est épaisse et dure, surtout au niveau d'une large plaque calcifiée, de 4 à 5 centimètres de diamètre. La section de cet organe montre une surface rouge, un parenchyme distendu par le sang, mais non induré.

L'estomac est revenu sur lui-même, sa muqueuse est rouge; le pylore est contracté, mais sans induration. L'intestin grêle et le gros intestin sont partout étroits et revenus sur eux-mêmes. L'S iliaque, par exemple, est plus petit que le petit doigt. La muqueuse de l'intestin grêle est partout très-rouge, elle présente en un point un petit abcès sous-muqueux aplati, contenant du pus épais, caséeux, et de 8 millimètres de diamètre. Dans le cæcum et le côlon ascendant on trouve cinq petits polypes muqueux, saillants, de la grosseur d'un petit pois.

Le pancréas est petit et il paraît presque complètement transformé en tissu cellulo-adipeux.

Les reins sont petits, à surface lisse, à capsule non adhérente, et ils contiennent, le gauche surtout, plusieurs kystes urinaires.

La dure-mère est très-adhérente à la calotte crânienne. Les artères de la base sont un peu épaisses, surtout la sylvienne gauche ; il n'y a pas de méningite à la base, ni rien de notable à la surface de l'encéphale. La subtance nerveuse est anémiée ; le cerveau, le cervelet et le bulbe, examinés sur des sections très-rapprochées, ne présentent aucune lésion visible à l'œil nu.

Examen microscopique du cœur et du pancréas. — Les faisceaux musculaires du cœur sont dissociés à l'état frais, soit dans l'eau soit dans le liquide de Müller. En les séparant avec les aiguilles, on voit déjà le liquide qui les baigne devenir opaque parce qu'il contient en suspension des granulations. Ces granulations sont de nature graisseuses : examinées avec un fort grossissement, elles sont très-caractéristiques, réfringentes, un peu jaunâtres, et elles résistent à l'action de l'acide acétique. Les faisceaux musculaires sont tous dégénérés à un très-haut degré. Des séries de granulations graisseuses, longitudinales, transversales ou irrégulièrement disposées partout en masquent au premier abord la structure. Quand on a chassé les granulations par la dissociation très-fine et par le pinceau, on peut reconnaître encore la striation. Les préparations colorées montrent les noyaux qui ne sont pas en hyperplasie, et qui sont entourés de granulations pigmentaires.

Le pancréas est presque complètement transformé en tissu conjonctif adipeux. Il est en même temps mince, atrophié et mou. Cependant on peut encore y voir quelques lobules conservés. Là, les acini montrent des cellules disposées comme à l'état normal, relativement à la paroi hyaline des acini. Ces cellules sont elles-mêmes altérées ; elles présentent en effet dans le prostoplasma qui entoure le noyau, de fines granulations graisseuses. Les noyaux sont normaux. »

Ce malade présentait une série d'altérations séniles : l'emphysème l'induration des sommets du poumon, un peu d'athérome de l'aorte et des vaisseaux, et il ne mangeait pas depuis plusieures semaines, ce qui était dû suivant toute probabilité à l'état du pancréas. Il en était résulté une atrophie de tout le tube digestif.

La lenteur des pulsations coïncidant avec une dégénérescence graisseuse très-intense du muscle cardiaque, paraît être comme la lésion du cœur la conséquence de l'anémie par alimentation insuffisante et de la sénilité.

L'insuffisance de la circulation du sang a amené en dernier lieu les accidents de syncope plus ou moins

complète, le tremblement des bras et des lèvres précédé
par des respirations profondes, difficiles et rapprochées,
et coïncidant avec une suspension du pouls. Cet accès
terminé la respiration devenait calme et plus facile. Ce
mode de respiration différait de la respiration de Cheyne-
Stokes, mais il peut en être rapproché. Ces accès de
syncope avec tremblement ne peuvent s'expliquer que
par l'anémie des centres nerveux respiratoires. Il n'y
avait rien de particulier au bulbe en dehors de l'anémie
cérébrale qui était visible à l'œil nu. Mais il semble impossible, en présence d'une dégénérescence graisseuse
aussi avancée. d'une part, et l'absence d'autre lésion
d'ailleurs, de ne pas rapporter à la stéatose l'ensemble
des phénomènes que ce malade a fourni à l'observation.

Une autre observation a été lue également à la Société
de biologie le 3 juin 1875 : elle est également pleine
d'intérêt.

M. Malassez a observé, pendant son internat dans les
hôpitaux, un malade dont l'histoire paraît se rapprocher beaucoup de celle du précédent.

« M. X...., 34 ans, entre à l'hôpital Beaujon, le 7 janvier 1870,
dans le service de M. Moutard-Martin (salle Saint-François, n° 28),
pour se faire soigner des pertes de connaissance qui lui rendaient
tout travail impossible.

Ces pertes de connaissance, à quelques-unes desquelles M. Malassez a pu assister, ne sont précédées d'aucun symptôme prémo-
nitoire. Subitement on voit la face du malade pâlir et les yeux devenir fixes d'abord, puis se porter en haut et un peu en dedans,
pendant que la tête se renverse légèrement en arrière. La respiration s'arrête, en inspiration, et le pouls disparaît complètement;
cependant à l'auscultation, on reconnaît que le cœur bat encore,
mais très-faiblement. Cela ne dure que quelques secondes au bout
desquelles le malade se met à respirer largement, alors le pouls
réapparaît, la face devient rouge pourpre, les yeux s'injectent, et
tout hagards, se portent de côté et d'autre. Enfin la rougeur cesse,
le malade s'essuie tout en sueur, l'accès est fini.

La durée de ces accès est très variable; les plus longs auxquels
M. Malassez ait assisté, n'ont pas duré plus d'une minute, les

périodes de pâleur et de rougeur ont une durée sensiblement égale.

Les sensations qu'accuse le malade sont, au moment où survient l'accès : une oppression considérable au niveau de la région épigastrique, comme si on y plaçait un poids considérable ; puis, il sent, dit-il, son cœur s'arrêter, il lui semble qu'il va mourir ; c'est alors qu'il perd connaissance. Quand il commence à revenir à lui, son corps lui paraît tout en feu, il ne sait où il est, cela dure peu, la chaleur disparaît bientôt en même temps qu'il reprend sa connaissance complète. L'accès passé, il n'éprouve aucun malaise, ni fatigue ni mal de tête ; il a seulement remarqué que son pouls était très-ralenti.

Ces accès ont débuté il y a trois mois. Lorsqu'il fut pris du premier, il venait de déjeuner et faisait un certain effort pour mettre ses bottes. Cet accès fut suivi dans la journée de quatre autres semblables, qui survinrent sans cause apparente ; il s'était mis au lit. Le lendemain tout avait disparu, et il put reprendre ses occupations habituelles. Cependant après chaque repas, il éprouvait de légers malaises.

Quinze jours après les premiers accidents, également à la suite d'un repas, mais ne faisant, cette fois, aucun effort (il se promenait tranquillement), il fut pris d'une nouvelle perte de connaissance, laquelle fut suivie dans la journée de quatre ou cinq autres. Puis, comme la première fois, les accidents disparurent le lendemain, ne laissant après eux que de légers malaises à la suite des repas.

Cela dura huit jours au bout desquels survint une troisième attaque suivie, à son tour, d'une nouvelle période de santé, puis arriva une quatrième attaque, et ainsi de suite..., les pertes de connaissance apparaissant toujours peu de temps après un repas, le plus souvent, lorsque le malade se baissait ou faisait quelque effort. Mais, à chaque nouvelle attaque, ces pertes de connaissance devenaient de plus en plus nombreuses, et les périodes de santé de plus en plus courtes ; si bien que maintenant, il en éprouve presque tous les jours et dans la crainte de les rendre plus fréquentes ou plus nombreuses, il n'ose manger et ne se nourrit que de bouillon.

Examen du malade. — Le malade est grand, bien constitué, mais pâle et amaigri, par suite sans doute de la diète à laquelle il s'est soumis.

L'examen du tube digestif ne révèle rien d'anormal ; le foie est seulement un peu volumineux.

L'appétit est bon, les digestions, malgré les accès se font parfaitement.

Les poumons sont également en parfait état ; la respiration a son rhythme normal ; le murmure respiratoire est peut-être un peu faible et la sonorité un peu exagérée ; le malade ne tousse jamais.

La poitrine présente une légère voussure à la région cardiaque ; on ne voit pas la pointe du cœur battre. Les battements du cœur se perçoivent mal à la palpation ; le choc de la pointe se distingue difficilement ; il semble que le choc se face par toute la face antérieure du cœur. La matité absolue est très-peu étendue ; la matité relative ou profonde est assez considérable ; elle déborde le bord droit du sternum de deux centimètres et demi, et la pointe se trouve dans le sixième espace intercostal, un peu en dehors de la ligne du mamelon. Les bruits du cœur sont un peu sourds et d'une remarquable lenteur. Le pouls bat de 24 à 44 fois par minute ; on ne perçoit pas de battement cardiaque se produisant entre les pulsations artérielles ; le nombre de ces pulsations donne donc bien le nombre des contractions du cœur. Le pouls est brusque, petit, dépressible ; les tracés sphymographiques présentent une ligne d'ascension presque verticale, et une ligne de descente graduellement descendante et presque rectiligne ; on y distingue seulement, tout à fait à sa partie supérieure, trois légères ondulations qui disparaissent presque complètement lorsque les battements sont lents.

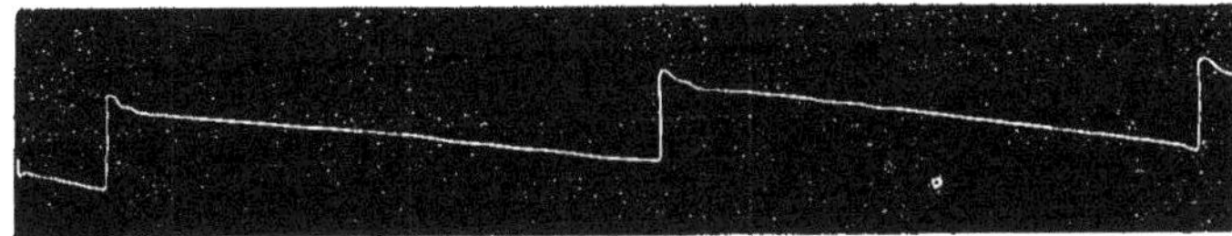

Fig. I. — Pris après un accès, 24 pulsations à la minute.

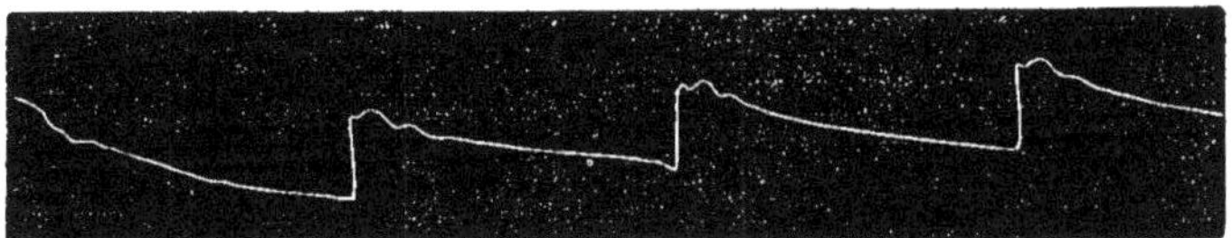

Fig. 2. — Pris dans l'intervalle de deux accès, pression faible.

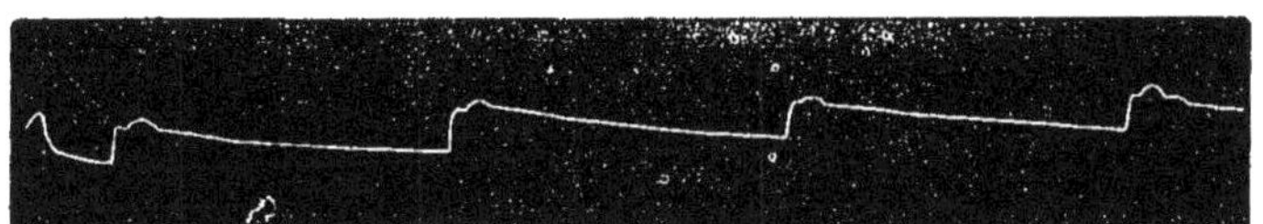

Fig. 3. — Pris en même temps que le précédent, pression forte.

Il n'existe pas d'œdème malléolaire.

Ce malade est d'un caractère très-impressionnable, il est sujet à des insomnies fréquentes, et quand il rêve, a des cauchemars très-pénibles : il lui semble toujours qu'il se meurt, qu'il est écrasé, qu'il se noie.

Antécédents. Les parents, père et mère, frère et sœur, sont d'excellente santé, mais très-nerveux, dit-il, aucun d'eux n'a présenté d'analogie avec ce qu'il éprouve. Son enfance et sa jeunesse se sont passées à la campagne; il travaillait à la terre ; il est ensuite devenu soldat et a fait la campagne d'Italie; il est maintenant sergent de ville auxiliaire.

Il affirme avoir et avoir toujours eu une vie très-régulière, n'avoir jamais fait d'excès de boisson ni de femme. Il fume très-peu. Ses occupations habituelles le forcent à passer une nuit sur deux dans les postes de police. Il n'a jamais été malade; ni rhumatisme, ni fièvre, ni vérole...

Au début de sa maladie actuelle, il s'est fait soigner par M. le D* Larcher fils qui lui a fait prendre des alcalins; il en a éprouvé tout d'abord une véritable amélioration, puis les accidents ont reparu et continué leur marche progressive.

A l'hôpital Beaujon, M. le D* Moutard-Martin le soumit au bromure de potassium, 2 grammes d'abord, puis 4, puis 6 par jour. Sous l'influence de ce traitement les accès sont devenues moins fréquents, moins intenses et de moins longue durée. Des bouillons qu'il pouvait seuls supporter, il est passé aux potages, et des potages à ce qu'on appelle dans les hôpitaux le premier degré de nourriture. Cette amélioration se poursuivit vers la fin de janvier ; c'est alors que le malade quitta l'hôpital, M. Malassez ne sait pas ce qu'il est devenu.

Tout cet ensemble de phénomènes que j'ai recherchés dans les auteurs me paraît digne de fixer l'attention. La lenteur permanente du pouls, surtout lorsqu'elle est jointe aux troubles cérébraux et respiratiores que j'ai rappelés dans plusieurs de leurs variétés, doit être un élément de diagnostic plus sérieux que ne le disent nos traités classiques. Je suis bien loin d'affirmer qu'il soit constant dans la dégénérescenee graisseuse du cœur, et que, quand on le rencontre, il ne puisse quelquefois être attribué à une autre lésion et à une autre cause. Mais quand on ne peut découvrir l'existence d'une maladie concomitante, les nombreuses observations que j'ai citées ou résumées autorisent à dire que, dans un grand nombre de cas, on peut et on doit le rapporter directement à la dégénérescence graisseuse du cœur, et non pas à cet état cardiaque complexe auquel Beau a donné le nom d'asystolie.

Maintenant est-ce bien la peine de parler du traitement de la dégénérescence du cœur ? Un simple mot suffira : il doit être tonique et réparateur. Le séjour à la campagne, l'absence de travail physique ou intellectuel seront recommandés : on évitera les causes d'émotions vives. Chez les buveurs, il faut restreindre l'alcool, chez les obèses prescrire la diète végétale, et quelques exercices corporels : quand les phénomènes cardiaques se font sentir, on tâchera de tonifier les malades par le quinquina, les préparations ferrugineuses.

Mais ces moyens sont impuissants ; et cette affection si ardue dans son diagnostic peut être considérée comme rebelle au traitement.

PARENT, imprimeur de la Faculté de Médecine, rue Mr le France,

www.ingramcontent.com/pod-product-compliance
Ingram Content Group UK Ltd.
Pitfield, Milton Keynes, MK11 3LW, UK
UKHW022219070726
13613UKWH00004B/1768